BEI GRIN MACHT SICH IHR WISSEN BEZAHLT

AF135905

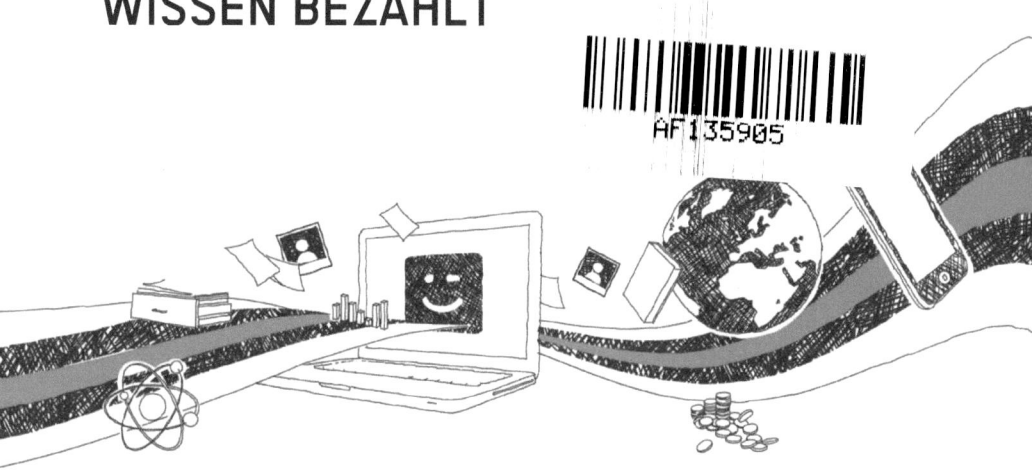

- Wir veröffentlichen Ihre Hausarbeit,
  Bachelor- und Masterarbeit

- Ihr eigenes eBook und Buch -
  weltweit in allen wichtigen Shops

- Verdienen Sie an jedem Verkauf

Jetzt bei www.GRIN.com hochladen
und kostenlos publizieren

GRIN ☺

Partizipation in der individuellen Hilfeplanung bei Menschen mit Behinderung

Wird Partizipation in der Praxis auch beachtet?

Melina Intveen

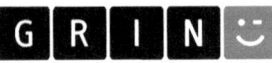

Bibliografische Information der Deutschen Nationalbibliothek:

Die Deutsche Nationalbibliothek verzeichnet diese Publikation in der Deutschen Nationalbibliografie; detaillierte bibliografische Daten sind im Internet über http://dnb.d-nb.de abrufbar.

ISBN: 9783346492777
Dieses Buch ist auch als E-Book erhältlich.

© GRIN Publishing GmbH
Nymphenburger Straße 86
80636 München

Alle Rechte vorbehalten

Druck und Bindung: Books on Demand GmbH, Norderstedt Germany
Gedruckt auf säurefreiem Papier aus verantwortungsvollen Quellen

Das vorliegende Werk wurde sorgfältig erarbeitet. Dennoch übernehmen Autoren und Verlag für die Richtigkeit von Angaben, Hinweisen, Links und Ratschlägen sowie eventuelle Druckfehler keine Haftung.

Das Buch bei GRIN: https://www.grin.com/document/1128673

Wintersemester 2020/2021

Soziale Arbeit (B.A.)

Partizipation in der Individuellen Hilfeplanung be Menschen mit Behinderung

Wird Partizipation in der Praxis auch beachtet?

Abgabetermin: 31.01.2021

vorgelegt von: Melina Intveen

Inhaltsverzeichnis

1. Einleitung

Geistig behinderte Menschen mit einem hohen Hilfebedarf, Leben trotz vieler positiver Entwicklungen in der Behindertenhilfe in großen Einrichtungen (Gesundheitsamt, 2009, S. 23). Die Bewohner dieser Einrichtungen haben nur sehr niedrige Wahlmöglichkeiten in Bezug auf die Gestaltung der Unterstützungsleistungen (Gesundheitsamt, 2009, S. 23). Was den Ausbau der Wahlmöglichkeiten und die Entscheidungen der Individuen bei Unterstützungsleistungen angeht, dort komme ich in einem späteren Kapitel zurück. Partizipation ist ein sehr aktuelles Thema, was gleichzeitig in den sozialen Berufen für Unklarheiten und Unstimmigkeiten über die Definition des Begriffs mit sich zieht (Straßburger & Rieger, 2019, S. 12). Durch die UN-Behindertenrechtskonvention und auch dem neuen BEI – NRW soll es zu mehr Mitentscheidungen und Teilhabe kommen. Mit der UN- Behindertenrechtskonvention hat die Bundesrepublik sich verpflichtet, in sämtlichen Lebensbereichen Vorkehrungen zu treffen (Jennessen, Alber & Fellbaum,2020, S.140). Auf der anderen Seite erstellte der LVR mit dem BEI – NRW ein Instrument zur Bedarfsermittlung um den Einbezug der Beteiligten zu ermöglichen und zu garantieren (LVR, 2019, S. 13). Partizipation und Teilhabe sind aber klar zu trennen, denn Teilhabe bedeutet das Einbezogen sein in einer Lebenssituation (Teilhabeberatung, o.J, S.1), währenddessen Partizipation als eine Beteiligung an Entscheidungsprozessen oder als Mitgestaltung gedeutet wird (Teilhabeberatung, o.J, S.2). Ich habe bewusst dieses Thema gewählt, weil ich seit Jahren in einem Behindertenwohnheim arbeite und die Abläufe einer Hilfeplanung kenne. Auch durch die aktuelle Situation mit der Umstellung auf BEI – NRW und die UN – Behindertenrechtskonfention ist mir das Thema noch deutlich bewusster geworden. Beginnen tue ich mit dem Kapitel „Partizipation", mit den Unterkapiteln „Partizipative Wende in den sozialen Berufen", Partizipationspyramide", Wie kann Partizipation gelingen" und „Partizipation und Behinderung". Darauf folgt das Kapitel „Der Begriff der Behinderung" und das Kapitel "Gesetze". Als letztes folgt das Kapitel „Individuelle Hilfeplanung" mit den Unterkapiteln „Phasen der Individuellen Hilfeplanung", „Bewertung von Hilfeplankonzepten", „BEI-NRW" und „Hilfeplanung und Schwerstbehinderung". Zum Schluss werde ich noch meine eigenen Erfahrungen in diesem Beruf miteinbringen und verschiedene Situationen aufzeigen.

2. Partizipation

In der deutschen Sprache gibt es ein Sammelsurium von verschiedenen Begriffen und

Bedeutungen (Dederich & Jantzen, 2009, S. 88). Darunter auch die Begriffe Teilhabe und Partizipation, die oft als Synonym genutzt werden (Teilhabeberatung, o.J, S.1). Der Grund hierfür ist, dass das englische Wort „participation" in der originalen Version der UN-Behindertenrechtskonvention im deutschen mit „Teilhabe" übersetzt wurde (Teilhabeberatung, o.J, S.1). Währenddessen Teilhabe laut WHO das „Einbezogen sein in eine Lebenssituation" meint (Teilhabeberatung, o.J, S.1). Bedeutet Partizipation Mitbestimmung, also eine Beteiligung an Entscheidungsprozessen und die damit verbundene Einflussnahme auf das Ergebnis und ein aktives Mitgestalten (Teilhabeberatung, o.J, S.1). Die WHO-Definition der zweiten ICIDH-Fassung zeigt die Zweideutigkeit nochmals und hat bis heute weitreichende Folgen für die pädagogischen, politischen und juristischen Bewertungen von Behinderung (Dederich & Jantzen, 2009, S. 90). Hier sagt die WHO „Eine Beeinträchtigung der Partizipation ist ein nach Art und Ausmaß bestehendes Problem einer Person bezüglich ihrer Teilhabe in einem Lebensbereich oder einer Lebenssituation" (WHO, 2008).

Somit ist es von Teilhabe und Selbstbestimmung abzugrenzen (Teilhabeberatung, o.J, S.1). Zwischen Partizipation und Selbstbestimmung herrscht eine Wechselwirkung, da Selbstbestimmung eine zentrale Bedingung für Partizipation ist, aber aus den Prozessen der Partizipation sich mehr Möglichkeiten für Selbstbestimmung ergeben (Teilhabeberatung, o.J, S.1). Seit Beginn des Lebens besteht ein grundlegendes Bedürfnis nach Partizipation (Dederich & Jantzen, 2009, S.91). Partizipation ist ausdrücklich auf die Gemeinschaft mit Anderen bezogen und ist ein individueller Akt der Selbstbestimmung (Dederich & Jantzen, 2009, S.88). Es soll nicht für Menschen gearbeitet werden, sondern mit Menschen (Straßburger & Rieger, 2019, S. 42). Somit ist es von wichtiger Relevanz, dass Individuen bei Entscheidungen mitwirken (Straßburger & Rieger, 2019, S. 230). Hier ist aber auch zu bedenken, dass es auch entscheidend ist, ob die Entscheidung der Individuen relevante Auswirkungen auf das Treffen der Entscheidung hat (Straßburger & Rieger, 2019, S. 17). Bei echter Partizipation haben Individuen ein Recht auf Mitbestimmung, zusätzlich ist es in vielen Bereichen rechtlich verankert, an Entscheidungen beteiligt zu sein (Straßburger & Rieger, 2019, S. 19). Allerdings wurden und werden Anstrengungen unternommen, um Partizipation gesetzlich abzusichern (Dederich & Jantzen, 2009, S. 92).

Die Möglichkeiten des aktiven Mitgestaltens und Einflussnahme ist eine wichtige Voraussetzung für die Entwicklung personaler Ressourcen wie Kontrollüberzeugung, Selbstwirksamkeitserfahrung, Widerstandsfähigkeit und Kohärenzgefühl (Dederich & Jantzen, 2009, S. 91). Die Schwächen vieler Partizipationstheorien ist, dass mehr Partizipation gleichzeitig auch mehr Demokratie, Selbstbestimmung und soziale Gerechtigkeit fordert (Dederich & Jantzen, 2009, S. 89). Darüber hinaus kann von Partizipation nur die Rede sein, wenn Konsequenzen im Hinblick auf die Machtverteilung erfolgen (Dederich & Jantzen, 2009, S. 90). Wo höhere Werte zu achten sind, finden sich die Grenzen der Mitbestimmung ein (Straßburger & Rieger, 2019, S. 12).

Es gibt drei verschiedene Partizipationshindernisse, ein davon ist, wenn eine Institution widersprüchliche Ziele in Sachen der Mitbestimmung verfolgt (Straßburger & Rieger, 2019, S. 189). Dies zeigt sich, indem es innerhalb einer Institution verschiedene Vorstellungen von Partizipation gibt, wodurch Konflikte in der praktischen Umsetzung entstehen (Straßburger & Rieger, 2019, S. 189). Hinter diesen Konflikten stehen ungeklärte Machtfragen und eine Einstellung wie „Die Betroffenen dürfen schon mitmachen, aber wenn es drauf ankommt, dann sollten doch besser die Fachkräfte entscheiden" die auch eine Entwicklung der Partizipationskultur blockiert (Straßburger & Rieger, 2019, S. 189). Ein zweites Hindernis gibt es, wenn Interessen und Erwartungen ignoriert werden (Straßburger & Rieger, 2019, S. 190). Häufig passen hier die Vorstellungen der professionell- institutionellen Seite, nicht zu den Erwartungen von Partizipation der Individuen (Straßburger & Rieger, 2019, S. 190). Dadurch Verlaufen die Angebote häufig ins Leere, auch weil die Individuen kein Interesse dran haben, durch zu wenig Lebensweltorientierung (Straßburger & Rieger, 2019, S.190). Das letzte Hindernis gibt es, weil die Beteiligung mit zu hohen Anforderungen verbunden ist (Straßburger & Rieger, 2019, S. 192). Dies ist darauf zurückzuführen, dass die Erfahrungen und Kompetenzen nicht berücksichtigt werden und davon ausgegangen wird, dass alle die gleichen Voraussetzungen mitbringen (Straßburger & Rieger, 2019, S. 192).

Um die Partizipationsprozesse zu analysieren sind drei Punkte zu erläutern (Straßburger & Rieger, 2019, S. 15).

1. Wer hat den Prozess eingeführt, und wer trägt die Verantwortung für den weiteren Verlauf? (Straßburger & Rieger, 2019, S. 15).

2. Wie weit reichen die Möglichkeiten der Mitbestimmung? (Straßburger & Rieger, 2019, S. 15).

3. Wodurch wird die Mitbestimmung ermöglicht und gefördert beziehungsweise ausgebremst oder eingegrenzt? (Straßburger & Rieger, 2019, S. 15).

2.1 Partizipative Wende in den sozialen Berufen

Durch die Partizipative Wende öffnete sich ein Blickfeld auf die Ursachen gesellschaftlicher Benachteiligung (Straßburger & Rieger, 2019, S. 43). Probleme wurden früher als Merkmal einer Person gesehen und nicht als Effekt der gesellschaftlichen Dynamik (Straßburger & Rieger, 2019, S.43). Die früher sogenannten „Sonderlinge" sollten im besten Fall zur Anpassung gezwungen werden, wer sich nicht angepasst hat, der wurde aus der Gesellschaft ausgeschlossen (Straßburger & Rieger, 2019, S. 42). Es war nicht vorgesehen oder aber erwünscht den „Sonderlingen" ein selbstbestimmtes Leben zu ermöglichen (Straßburger & Rieger, 2019, S.42). Es wurde Ihnen kaum eine Möglichkeit gegeben Einfluss auf die Entscheidung zu nehmen, da sie dankbar sein sollten, das ihnen geholfen wird (Straßburger & Rieger, 2019, S.42). Dieses Gefühl der Abhängigkeit verstärkte wiederum das Gefühl der Hilflosigkeit (Straßburger & Rieger, 2019, S. 43). Diese Fürsorge diente lediglich dazu, die gesellschaftlichen Strukturen aufrecht zu erhalten (Straßburger & Rieger, 2019, S.42). Früher herrschte im beruflichen Helfen also eine überwiegend korrigierende-kontrollierende Haltung, aber auch eine Barmherzige (Straßburger & Rieger, 2019, S. 42). Heute sollen und können Fachkräfte auch mehr tun, um Folgen von Stigmatisierung auszugleichen (Straßburger & Rieger, 2019, S.43). Es ist ein politscher Auftrag die gesellschaftliche Teilhabe für jeden möglich zu machen (Straßburger & Rieger, 2019, S.43).

2.2 Partizipationspyramide

Die Vorboten der weiterentwickelten Partizipationspyramide sind zwei ältere Stufenmodelle zu Partizipation (Straßburger & Rieger, 2019, S. 16). Das erste Modell ist von Michael T. Wright, Martina Block und Hella von Unger entwickelt worden (Straßburger & Rieger, 2019, S. 16). Das zweite Stufenmodell ist von Maria Lüttringhaus (Straßburger & Rieger, 2019, S. 16).

Die Partizipationspyramide von Straßburger und Rieger (Teilhabeberatung, o.J, S. 2), weißt Sieben Stufen auf, die eine Spanne von Minimalbeteiligung und Entscheidungsmacht verdeutlichen (Straßburger & Rieger, 2019, S. 15). Je höher die Stufe, umso größer wird der Einfluss auf die Entscheidung (Straßburger & Rieger, 2019, S. 15). Somit wird echte Partizipation von diversen Vorstufen differenziert (Straßburger & Rieger, 2019, S. 17). Die linke Seite der Pyramide zeigt die Perspektive auf einer professionellen Ebene (Straßburger & Rieger, 2019, S. 15). Die rechte Seite zeigt die Perspektive von den Individuen (Straßburger & Rieger, 2019, S.15). Die ersten drei Stufen der Pyramide sind die sogenannten Vorstufen der Partizipation (Teilhabeberatung, o.J, S. 2). Diese stehen für Formen der Mitsprache, wo aber das Recht auf Mitbestimmung fehlt (Straßburger & Rieger, 2019, S.15). Diese drei Vorstufen der Partizipation grenzen sich in der Kommunikation und der hierarchischen Struktur untereinander ab (Straßburger & Rieger, 2019, S. 24).

In der ersten Stufe und somit auch der Vorstufe der Partizipation findet ein gegenseitiger Austausch zwischen Individuum und Fachkraft von Informationen statt (Teilhabeberatung, o.J, S.2). Mit diesem Austausch werden die Entscheidungen der Fachkraft transparent gestaltet und das Individuum hat die Möglichkeit, Einspruch einzulegen (Straßburger & Rieger, 2019, S.24). Des Weiteren folgt die zweite Vorstufe, wo eine Meinung zu einer bevorstehenden Entscheidung erfragt wird (Straßburger & Rieger, 2019, S. 24). So können die Fachkräfte sich einen ersten Überblick über Reaktionen, Konsequenzen und Ausgangspunkte machen, ob die Meinung des Individuums miteinbezogen wird, bleibt offen (Straßburger & Rieger, 2019, S. 24). Nachfolgend holen sich in Stufe drei, die Fachkräfte die Lebensweltexpertise der Individuen ein, um bessere Entscheidung zu treffen, die zu der Lebenswelt des Individuums passt (Straßburger & Rieger, 2019, S.24). Erst ab der vierten Stufe treffen Individuen und Fachkräfte gemeinsam eine Entscheidung (Teilhabeberatung, o.J, S.3). Dort wird die Ausgangsituation zusammen besprochen und die Individuen können über das Geschehen mitabstimmen, was einen direkten Einfluss auf die Entscheidung hat (Straßburger & Rieger, 2019, S. 26). Das ist ein Unterschied zur Vorstufe zwei, wo die Individuen sich zwar äußern können, es aber keinen Einfluss auf die Entscheidung hat Teilhabeberatung, o.J, S.3). In der fünften Stufe werden gewisse Entscheidungskompetenzen von der Fachkraft abgegeben und somit haben die Individuen die Gelegenheit für sich selbst, in gewissen Bereichen zu entscheiden (Straßburger & Rieger, 2019, S. 26). In der vorletzten Stufe haben die Individuen die alleinige Entscheidungsmacht (Teilhabeberatung, o.J, S. 3). Die Fachkraft hat lediglich noch die Funktion als Begleitung (Straßburger & Rieger, 2019, S. 26). Die Stufe sieben muss man sich als halbe Pyramidenspitze vorstellen, die nur auf der Seite der Individuen ist (Straßburger & Rieger, 2019, S. 15). Diese stellt die bürgerschaftliche Eigenregie dar (Straßburger & Rieger, 2019, S.15). Darunter fällt alles, was selbst initiiert, gemeinschaftlich organisiert wurde und unabhängig von Institutionen ist (Straßburger & Rieger, 2019, S.20).

Die optimalen (Vor-)Stufen der Partizipation sind immer abhängig von den beteiligten Personen, Einrichtungen und verschiedenen Rahmenbedingungen (Straßburger & Rieger, 2019, S. 21). In der Behindertenhilfe findet man oftmals Einrichtungen, die sich lediglich auf den Vorstufen der Partizipation befinden (Teilhabeberatung, o.J, S. 3).

2.3 Wie Partizipation gelingen kann

Eine partizipative Gesprächsführung werden Individuen dazu angeregt sich ihre Ziele bewusster zu machen und eigene Überlegungen anzustellen oder Wünsche zu realisieren (Straßburger & Rieger, 2019, S. 152). Die partizipative Gesprächsführung sollte in jedem Methodenrepertoire vorhanden sein (Straßburger & Rieger, 2019, S. 152). Es geht nicht um das Versagen der Individuen, sondern um Vertrauen in die eigenen Stärken zu gewinnen (Straßburger & Rieger, 2019, S. 152). Somit liegt die Aufmerksamkeit bei den Ressourcen und den bisher erreichten Zielen (Straßburger & Rieger, 2019, S.152). Dadurch wird die Aufmerksamkeit auf Dinge gelegt, die funktionieren um die Blickrichtung von Überforderung auf gewünschte Veränderung zu lenken (Straßburger & Rieger, 2019, S.152). Hierbei ist die Aktivierung der sozialen Netzwerke immer hilfreich, gerade wenn die Individuen an ihre Grenzen stoßen, denn die Unterstützung durch das Umfeld ist eine große Ressource (Straßburger & Rieger, 2019, S. 152).

Ein Partizipationscoaching unterstützt Menschen mit wenig Erfahrung, ihre eigenen Interessen zu vertreten und folglich befähigt es Sie an partizipativen Prozessen zu beteiligen (Straßburger & Rieger, 2019, S. 153).

2.4 Partizipation und Behinderung

Erst seit wenigen Jahren wird die Partizipationsmöglichkeit von Menschen mit Behinderung in allen Lebensbereichen diskutiert (Straßburger & Rieger, 2019, S. 210). Denn Durch das angewiesen sein auf Unterstützung und Hilfe, wird daraus resultierenden die Fähigkeit nach Selbstbestimmung infrage gestellt und gesetzlich geprüft (Straßburger & Rieger, 2019, S. 210). Durch gesetzliche Rahmenbedingungen wurde Partizipation im Zusammenhang mit Behinderung gestärkt (Straßburger & Rieger, 2019, S. 210). Auf die Themen Behinderung und Gesetze komme ich im weiteren Verlauf dieser Arbeit.

3. Der Begriff der Behinderung

Behinderung ist das Ergebnis eines schädigenden Prozesses oder schädigende Einwirkung auf das Individuum (Teilhabeberatung, o.J, S. 15). Eben eine nicht terminirbare, negativ bewertete, körpergebundene Abweichung von Wahrnehmungs- und Verhaltensanforderungen (Loeken & Windisch, 2013, S. 3). Im SGB IX werden seit 2001 im §2 Abs. 1 Menschen dann als behindert bezeichnet, wenn „ihre körperliche Funktion, geistige Fähigkeit oder seelische Gesundheit mit hoher Wahrscheinlichkeit länger als 6 Monate von für das Lebensalter typischen Zustand abweichen, und dadurch die Teilhabe am Leben in der Gesellschaft beeinträchtigt. Man ist von der Behinderung bedroht, wenn die Beeinträchtigung zu erwarten ist." Diese Definition bezeichnet allerdings nicht die umweltbedingten Teilhabehindernisse (Loeken & Windisch, 2013, S. 17). Des Weiteren ist diese Definition orientiert an dem ICF (Loeken & Windisch, 2013, S. 17). Im Alltag wird die Bezeichnung „Behinderung" meistens auf Individuen angewendet, wo die Behinderung deutlich zu erkennen ist zum Beispiel durch einen Rollstuhl (Röh, 2018, S. 46). Menschen mit geistiger Behinderung zählen auch zu, aber werden nicht so schnell erkannt (Röh, 2018, S. 46).

Action Mensch startete Ende der 1990er Jahre eine öffentliche Kampagne, die verdeutlichte, was zu einem Behinderungsverständnis gehört (Röh, 2018, S. 47). Behinderung ist viel den Umständen geschuldet, da Menschen an der Ausführung bestimmter Tätigkeiten gehindert werden (Röh, 2018, S. 47). Behinderung bezeichnet somit auch das Ausmaß der gesellschaftlichen (nicht)Teilhabe (Röh, 2018, S. 47).

4. Gesetze

Das Sozialgesetzbuch IX aus dem Jahr 2001 und das Europäische Jahr der Menschen mit Behinderung 2003 sowie die UN- Behindertenrechtskonfention gaben wichtige Ansätze (Straßburger & Rieger, 2019, S. 209). Mit der UN- Behindertenrechtskonvention hat sich die Bundesrepublik verpflichtet, in sämtlichen Lebensbereichen, Vorkehrungen für die gleichberechtigte Teilhabe von behinderten Menschen zu treffen (Jennessen et al., 2020, S.138). Zudem passt das neue Bundesteilhabegesetz die Begriffsbestimmungen an das bio-psycho-soziale Modell von Behinderung an (Groß, 2017, S. 83). Auch wird in dem Bundesteilhabegesetz in §125 SGB IX eine Wirksamkeitskontrolle vorgesehen (Jennessen et al., 2020, S. 140). In Artikel 4 Abs. 3 der UN- Behindertenrechtskonfention steht, dass Menschen mit Behinderung bei der Ausarbeitung und Umsetzung von Rechtsvorschriften sowie politischen Konzepten miteinbezogen werden sollen (Teilhabeberatung, o.J, S.5). Hierzu sollen enge Absprachen mit Organisationen getroffen werden, die Menschen mit Behinderung vertreten (Teilhabeberatung, o.J, S.5).

Die Paragraphen 71-79 SGB IX oder § 154-162 SGB IX regeln die Beschäftigungspflichten der Arbeitgeber in Bezug auf Menschen mit Behinderung.

In §154 Abs. 1 SGB IX sind private und öffentliche Arbeitgeber mit jahresdurchschnittlich monatlich mindestens 20 Arbeitsplätzen im Sinne des § 156 SGB IX haben auf wenigstens 5 Prozent der Arbeitsplätze schwerbehinderte Menschen zu beschäftigen. In den Paragraphen 85-92 SGB IX und §168-175 SGB IX wird der Kündigungsschutz von Menschen mit Behinderung geregelt. Nach § 168 SGB IX muss es für eine Kündigung die Zustimmung des ‚Integrationsamtes geben. In den Paragraphen 122-131 SGB IX und §205-214 SGB IX werden noch andere wichtige Rechte aufgezählt.

Nur in dem neu geschaffenen Kapitel 8 in dem die Aufgaben der Bundesarbeitsgemeinschaft für Rehabilitation (BAR) geregelt sind, findet sich nicht mehr als einmal das Wort „Partizipation" (Teilhabeberatung, o.J, S.7). Aufgabe hier ist „die Förderung der Partizipation Betroffener durch stärkere Einbindung von Selbsthilfe- und Selbstvertretungsorganisationen von Menschen mit Behinderung in der konzeptionellen Arbeit der Bundesarbeitsgemeinschaft

(Teilhabeberatung, o.J, S. 7).

Seit dem SGB IX gehört der Sozialhilfeträger zu dem Kreis der REHA- Träger dazu
(Gesundheitsamt, 2009, S.22). So gelten sämtliche Vorschriften des SGB IX auch für Dienste
und Einrichtungen, die nach dem BSHG finanziert werden (Gesundheitsamt, 2009, S. 22). So
kommt es zu einer Verpflichtung die regionalen Kooperationen zu suche, um den Hilfebedarf
umfassend abzudecken (Gesundheitsamt, 2009, S. 22).

In der Neufassung des SGB IX in Teil 1 für Rehabilitationsträger, ein verbindliches und
partizipatives Teilhabeverfahren vorgesehen (Teilhabeberatung, o.J, S. 7).

Das Behindertengleichstellungsgesetz (BGG) beschäftigt sich in §19 mit der „Förderung der
Partizipation" (Teilhabeberatung, o.J, S.8). Somit fördert der Bund Maßnahmen zur
Förderung der Teilhabe bei Menschen mit Behinderung (Teilhabeberatung, o.J, S. 8). Auch
das SGB IX mit dem Paragraphen 1 benennt das Ziel der Leistungen für Menschen mit
Behinderung (Loeken & Windisch, 2013, S.17). Die Selbstbestimmung und gleichberechtigte
Teilhabe an der Gesellschaft soll gefördert werden und Benachteiligung vermieden werden
(Loeken & Windisch, 2013, S.17). Somit ist eine allgemeine Stärkung der Partizipation und
Selbstbestimmung vorgesehen (Teilhabeberatung, o.J, S. 7). Auch das Grundgesetzt greift
aufgrund der Menschenwürde die Benachteiligung behinderter Menschen mit dem Artikel 3
Abs.3 Satz 2 GG auf (Dederich & Jantzen, 2009, S. 134).

5. Individuelle Hilfeplanung

Die Hilfeplanung ist ein strukturiertes Set von Ideen, welche internen und externen
beziehungsweise materiellen, sozialen und psychischen Belastungen zu dem aktuellen
Hilfebedarf geführt haben (Schwabe, 2019, S. 90). Somit stellt sich die Frage, mit welchen
Mitteln geholfen werden kann (Schwabe, 2019, S. 90). Wichtig für die Zielentwicklung ist die
Gesprächsführung (Schwabe, 2019, S.91), um das unterlaufen der Hilfen von Individuen zu
vermeiden (Schwabe, 2019, S. 118). Individuen verweigern häufig die Hilfsangebote, weil sie
kein Interesse dran haben, sich für die Ziele anderer einspannen zu lassen (Schwabe, 2019, S.
118). Sinnvoll wäre es, wenn Fachkräfte sich erstmal zurückhalten, was ihre eigenen
Vorstellungen angeht und währenddessen die Ziel- und Lösungsideen der Individuen zu
erfragen (Schwabe, 2019, S. 118). Schwierig ist es auch, wenn es zu institutionellen
Widersprüchen und Ambivalenzen kommt, woraus Hilfeprozesse scheitern (Schwabe, 2019,
S.90). Häufig kommt es dort zu Unstimmigkeiten in Bezug auf Aufträge und der Erwartung
an die Hilfe (Schwabe, 2019, S.90). Um nochmal auf die Ziele und Lösungen
zurückzukommen, ist die Zielentwicklung mit SMART-Zielen sinnvoll, denn diese bleiben

länger in Erinnerung und bieten eine klare Orientierung im Alltag (Schwabe, 2019, S. 226). Die Zielentwicklung mit SMART wurde von Dale Carnegie Inc. Einem englischen Wirtschaftsunternehmen erfunden (Schwabe, 2019, S. 226). Hier können die Individuen sich besser mit ihren Zielen identifizieren, was es leichter macht sie zu verfolgen (Schwabe, 2019, S. 227). Sie bieten deshalb als Wegweiser für die tägliche Arbeit (LVR, 2019, S.15). Es gibt fünf Prüfkriterien (Schwabe, 2019, S. 227), die ich kurz im weiteren Verlauf erklären werde. Das S steht für spezifisch, es sollte daher eine klare Formulierung geben, die beschreiben wie man sich verhalten muss oder was getan werden muss (Schwabe, 2019, S. 228). Das M steht für messbar und stellt die Frage, wie die Erreichung des Ziels überprüft werden kann (Schwabe, 2019, S. 229). Das A in Smart steht für akzeptiert und gibt vor, dass die Individuen die Zielformulierung akzeptieren sollten (Schwabe, 2019, S. 232). Das R steht für realistisch und überprüft ob das Ziel, was man sich vorgenommen hat auch umsetzbar ist (Schwabe, 2019, S. 232). Als letztes kommt das T was für Terminiert und somit die zeitliche Spanne klar definiert (Schwabe, 2019, S. 233).

Bei der Hilfeplanung geht es vorzugsweise um die Analyse von Hilfeprozessen und um die Frage nach Verantwortlichkeit für die Durchführung der Planung und Bemühungen (Gesundheitsamt, 2009, S.18). Um dort die Partizipation von Individuen sicherzustellen, werden Ereignisse und die Gestaltung der Hilfeplangespräche dokumentiert (Gesundheitsamt, 2009, S.18). Im späteren Verlauf erläutere ich die Phasen beziehungsweise den Ablauf der Hilfeplanung. In der individuellen Hilfeplanung werden folgende Themen bearbeitet: Haushaltsführung und Selbstversorgung, Wohnen, Recht und Finanzen, Psychisches Wohl, Körperpflege und Gesundheit, soziale Beziehungen, Kommunikation, Orientierung und Mobilität, Arbeit und Bildung und als letztes die Freizeitgestaltung (Gesundheitsamt, 2009, S.11).

Der Unterschied in vielen Konzepten zeigt sich in der Unterteilung der Unterpunkte in den verschiedenen Themenfeldern (Gesundheitsamt, 2009, S.11). Nun folgen ein paar Beispiele, die dies verdeutlichen.

Zum Bereich „Haushaltsführung und Selbstversorgung" wird häufig das Einkaufen und Wäsche zugezählt, aber es können auch Punkte hinzugezählt werden, wie Verwaltung von Geldern (Gesundheitsamt, 2009, S.11). Bei diesem Punkt muss man allerding beachten, dass er auch zu Recht und Finanzen hinzugezählt werden kann (Gesundheitsamt, 2009, S.11). Einige wenige Konzepte zählen wiederum diese Themen zu „Alltag" oder „Alltagsbewältigung" (Gesundheitsamt, 2009, S.11). Wenn das Thema „Wohnen" einzeln betrachtet wird, dann wird häufig nach der zukünftigen Perspektive des Wohnens gefragt (Gesundheitsamt, 2009, S.11). In dem Bereich „Kommunikation" werden die sozialen

Beziehungen gesehen, die wiederum zum Thema „Orientierung" gezählt wird (Gesundheitsamt, 2009, S.16). Die Themenfelder „Psychisches Wohl, psychiatrische Probleme und soziale Beziehungen" wird auch zur Gesundheit hinzugerechnet, allerdings wird zur Gesundheit das körperliche Wohl sowie die Körperpflege hinzugerechnet (Gesundheitsamt, 2009, S.11). Ein weiterer Unterpunkt von Gesundheit ist auch die Ernährung (Gesundheitsamt, 2009, S.11). Dies sind nur einige Beispiele von verschiedenen Unterteilungen.

Die Unterteilung „Wohnbereich" ist im Verhältnis zu der Bedeutung, wenig in den verschiedenen Konzepten präsent (Gesundheitsamt, 2009, S.16). Es wird mit einer geringen Bedeutung beschrieben, obwohl es sich auch um Alltagsgestaltung, Persönlichkeitsentwicklung und Zufriedenheit handelt (Gesundheitsamt, 2009, S.16). In der Unterteilung werden häufig nur die Themen, wie Gestaltung der Räume oder die Mitsprache von Entscheidungen (Gesundheitsamt, 2009, S.11). Die Zufriedenheit oder das Wohlbefinden werden nur sehr selten abgefragt (Gesundheitsamt, 2009, S.16). Die Persönlichen Wünsche der Individuen zum Bereich „Wohnen" oder auch ein Wunsch nach Unterstützung wird nur in wenigen Fällen erfragt (Gesundheitsamt, 2009, S.16). Die Menschen mit Behinderung leben meistens nicht freiwillig mit anderen Menschen in einer Gruppe zusammen (Gesundheitsamt, 2009, S.16), aber in einem Wohnheim bleibt ihnen nichts anderes übrig, als dies hinzunehmen. Somit werden in dem Themenfeld „soziale Beziehungen" häufig Probleme mit anderen Mitbewohnern behandelt (Gesundheitsamt, 2009, S.16). Eine große Bedeutung hat die Interessenvertretung für Menschen mit Behinderung die sich schwer oder gar nicht äußern können und die Frage dahinter stellt sich, wie diese Vertretung gegenüber den Mitarbeitern gewährleistet ist (Gesundheitsamt, 2009, S.16). Die Interessenvertretung kann zu der Kategorie „Recht" oder „Kommunikation" hinzugerechnet werden (Gesundheitsamt, 2009, S.16). Um auf das psychische Wohlbefinden zurückzukommen, der Blick befindet sich hier auf den problematischen Aspekten, also Unruhen oder Ängsten (Gesundheitsamt, 2009, S.17). Des Weiteren werden schwierige Verhaltensweisen wie Selbst- und Fremdgefährdung aufgegriffen (Gesundheitsamt, 2009, S.17). Durch die starke Orientierung an den Problemen, wird auf die jeweiligen Ressourcen zu wenig wert gelegt (Gesundheitsamt, 2009, S.17).

5.1 Phasen der individuellen Hilfeplanung

In der ersten Phase lernen sich die Fachkraft und das Individuum erstmal kennen, soweit sie sich noch nicht kennen (Gesundheitsamt, 2009, S.18). Dies kann ohne Struktur erfolgen oder mit Hilfe von methodischen Hilfen und unter Anleitung (Gesundheitsamt, 2009, S.18). In der zweiten Phase findet die Erhebung des aktuellen Hilfebedarfs statt unter Angesicht der

aktuellen Lebenssituation (Gesundheitsamt, 2009, S.18). In einigen Konzepten werden hier auch die alten Hilfeleistungen notiert, die bislang durchgeführt wurden (Gesundheitsamt, 2009, S.18). Für diese Phase werden sehr häufig vorgefertigte Checklisten genutzt (Gesundheitsamt, 2009, S.18). Die Gestaltung dieser Phase und vor allem die Gestaltung der Ziele sind für den weiteren Verlauf und der Ereignisse grundlegend (Gesundheitsamt, 2009, S.19). Es gibt Konzepte, die die Sichtweise des Individuums bevorzugen und gerne nutzen (Gesundheitsamt, 2009, S.19). Dort werden dann die aktuellen Situationen in Anbetracht der Biografie belichtet, dies ist aber Abhängig von der Philosophie des Hilfeplans (Gesundheitsamt, 2009, S.19). Es wird unterschieden zwischen institutionellen Anforderungen oder individuellen Bedürfnissen (Gesundheitsamt, 2009, S.19). Dies erkennt man gut daran, ob die Klärung der aktuellen Situation nur auf die allgemeinen Alltagssituationen bezogen ist oder auch Wünsche, Träume oder Vorlieben (Gesundheitsamt, 2009, S.19). Die Einstellung spiegelt sich ich der Zielformulierung wieder zum Beispiel, wenn jemand ein Ziel für sein eigenes Leben formuliert würde es sich so anhören „Ich würde gerne mehr Freunde finden" oder wenn die Einrichtung ein defizitorientiertes Ziel formuliert eher so „Herr XY soll seine Wäsche alleine falten" (Gesundheitsamt, 2009, S.19). In der dritten Phase wird der Hilfeplan erstellt mit Hilfe von den gesammelten Daten (Gesundheitsamt, 2009, S.19). So wird der Unterstützungsbedarf festgelegt und konkrete Maßnahmen werden festgelegt (Gesundheitsamt, 2009, S.19). In der vorletzten Phase folgt die Durchführung und Umsetzung der Hilfemaßnahmen (Gesundheitsamt, 2009, S.19). Die Art der Dokumentation der Maßnahmen wird in den jeweiligen Konzepten beschrieben und auch die Verantwortung der Durchführung ist in jedem Konzept unterschiedlich (Gesundheitsamt, 2009, S.19). In der fünften und letzten Phase findet eine Gesprächsrunde mit den Beteiligten statt oder es wird ein Fragebogen zur Evaluation ausgehändigt (Gesundheitsamt, 2009, S.19). Eine direkte Richtlinie ist nicht vorhanden, lediglich gibt es allgemeine Hinweise auf die Notwendigkeit (Gesundheitsamt, 2009, S.19).
Eine Anteilnahme der Individuen ist von den verschiedenen Konzepten abhängig (Gesundheitsamt, 2009, S.19). Einige Konzepte betonen eine Zusammenarbeit mit den Individuen und machen dies, auch die Anwesenheit als Voraussetzung für ein Hilfeplangespräch (Gesundheitsamt, 2009, S.19). Auf der gegenüberliegenden Seite schreiben in einigen Konzepten die Mitarbeiter oder Teams die Hilfepläne alleine und somit werden die Individuen bei der Gestaltung gar nicht miteinbezogen (Gesundheitsamt, 2009, S.19). Somit gibt es erhebliche Unterschiede innerhalb der verschiedenen Konzepte (Gesundheitsamt, 2009, S.19).

5.2 Bewertung von Hilfeplankonzepten

Hilfeplanung wird von verschiedenen Kreisen gefordert und somit gibt es auch viele verschiedene Interessen und Perspektiven (Gesundheitsamt, 2009, S.20). Diese werden diskutiert, weshalb es für die Bewertung kein fester Standpunkt festgelegt wurde (Gesundheitsamt, 2009, S.20).

Es gibt zwei verschiedene Konzepte, die sich gegenüberstehen (Gesundheitsamt, 2009, S.20). Das ist einmal das pädagogische Konzept und das formale Konzept, die ich im folgenden Text darstellen werde (Gesundheitsamt, 2009, S.20).

Bei dem pädagogischen Konzept wird die Entwicklung und die Alltagsgestaltung in den Blick genommen und es findet eine Erhebung des individuellen Unterstützungsbedarfs statt (Gesundheitsamt, 2009, S.20). Die Erhebung bezieht sich auf den Alltag und auf die persönlichen Wünsche und Ziele (Gesundheitsamt, 2009, S.20). Ziele könnten in diesem Konzept auf die Schwerpunkte wie Kompetenzen erlernen und ausbauen, neue Interessen sammeln und bestehende festigen, zufriedenen Lebensraum erhalten und verbessern, Rechte durchsetzen oder auch materielle Dinge erhalten (Gesundheitsamt, 2009, S.20). Es wird sich gefragt, welche Hilfen nötig sind um soziale Integration und Selbstverwirklichung zu steigern (Gesundheitsamt, 2009, S.20). Die Frage bei der pädagogischen Hilfeplanung ist also wie die Lebensqualität eines Menschen subjektiv und objektiv verbessern kann (Gesundheitsamt, 2009, S.20). Die Arbeit mit einem pädagogischen Ansatz ist für eine direkte Interaktion gedacht mit den Individuen (Gesundheitsamt, 2009, S.20). Die Planung und Unterstützung im Alltag stehen im Mittelpunkt und die Wünsche, sowie große Bedeutungen (Gesundheitsamt, 2009, S.20). Zu beachten ist auch, dass der Prozess und die Ergebnisse gleich wichtig sind (Gesundheitsamt, 2009, S.20). Das pädagogische Konzept befindet sich auf der niedrigsten Stufe der Hierarchie und sind auf eine enge Kooperation mit den Individuen ausgerichtet (Gesundheitsamt, 2009, S.20). Der pädagogische Schwerpunkt liegt in der qualitativen Erfassung des Bedarfs und der zeitliche Umfang einer Hilfe wird quantitativ ermittelt (Gesundheitsamt, 2009, S.20).

Das formale Konzept ist an der Verwaltung, den Gesetzen und der Betriebswirtschaft orientiert (Gesundheitsamt, 2009, S.20). Es soll eine gute Kalkulation, Planung und Abrechnung von Ansprüchen oder materieller und personeller Ressourcen ermöglicht werden (Gesundheitsamt, 2009, S.21). Es werden Listen zum Ankreuzen genutzt um die Ergebnisse quantitativ in Werten oder Skalen zu erfassen (Gesundheitsamt, 2009, S.21). Somit gibt es wenig Platz für Individualität, für die direkte Arbeit mit Individuen gibt dieses Konzept kaum Anhaltspunkte (Gesundheitsamt, 2009, S.21). Durch die einheitlichen Definitionen, sind die

Bedarfe leichter zu vergleichen und die Leistungen sowie Kosten sind Transparenter (Gesundheitsamt, 2009, S.21). Um auf die Wichtigkeit der Ergebnisse zurückzukommen, diese sind wichtig für die Leistungsebene und der Verwaltung einer Einrichtung (Gesundheitsamt, 2009, S.21). Das ist bedeutend um die Ansprüche gegenüber Kostenträgern und Behörden geltend zu machen, damit die Angebote langfristig abgesichert sind (Gesundheitsamt, 2009, S.21).

Eine ungenaue Positionierung der Konzepte und Vermischung von formell und pädagogisch kann problematisch werden (Gesundheitsamt, 2009, S.21). Es gibt den Individuen keine genaue Struktur vor, um Entscheidungen zu treffen (Gesundheitsamt, 2009, S.21). Die Verwaltung sieht eine bestimmte Form, die eingehalten werden soll, aber durch den Blick des pädagogischen Konzepts ist dies kontraproduktiv (Gesundheitsamt, 2009, S.21). In einer Einrichtung der Behinderten Hilfe muss sowohl pädagogisch und ökonomisch als auch verwaltungstechnisch gearbeitet werden (Gesundheitsamt, 2009, S.21). Gründe hierfür sind folgende: Es müssen klare Angaben gemacht werden, welcher Bedarf an Unterstützung vorliegt, um sicherzustellen, dass genug materielle und personelle Ressourcen gegeben sind (Gesundheitsamt, 2009, S.21). Die pädagogischen Kriterien sind für die Analyse und der Bewertung des Hilfeplans notwendig (Gesundheitsamt, 2009, S.21).

Die deutsche Heilpädagogische Gesellschaft e.V (DHG) hat eine klare Position auf die inhaltliche Analyse in Bezug auf folgende Einzelheiten (Gesundheitsamt, 2009, S.21). Dort fällt das Wort Nutzerorientierung, das als Schlagwort für die Wende von institutionellen zur personalen Orientierung steht (Gesundheitsamt, 2009, S.22). Die Dienstleistungen und deren Organisation soll sich nun nach dem jeweiligen konkreten Bedarf des Individuums richten und nicht, wie sonst üblich, nach dem Dienstleister (Gesundheitsamt, 2009, S.22). Die Orientierung an dem Individuum zieht allerdings inhaltliche und methodisch eine offene, flexible Gestaltung der Planungsphase nach sich, in Bezug auf Bedarfsanalyse und Festlegung der Ziele sowie Maßnahmen (Gesundheitsamt, 2009, S.22).

Im weiteren Verlauf wird die Regionalisierung genannt, die auf einen Ausbau und Vernetzung von Hilfsangeboten in der Region zielt (Gesundheitsamt, 2009, S.21). Damit gibt es für die Individuen Wahlmöglichkeiten von verschiedenen Dienstleistern, um die Maßnahmen am effizientesten in den Alltag einbauen zu können (Gesundheitsamt, 2009, S.22). Angebote die für alle Bürger zugänglich sind, sollen auch für Menschen mit Behinderung genutzt werden (Gesundheitsamt, 2009, S.22). Auf der anderen Seite sollen Sondereinrichtungen geöffnet werden, um die Zuverlässigkeit der Unterstützungsmaßnahmen zu garantieren und damit man noch besser auf die speziellen Bedürfnisse eingehen kann (Gesundheitsamt, 2009, S.22).

5.3 Bei NRW

Hilfeplanung nach BEI NRW wird auf meiner Arbeitsstelle im Behindertenwohnheim ab 2021 durchgeführt. Partizipation und Person Zentrierung sowie Orientierung am bio-psycho-sozialen Modell und Zielorientierung und Wirkungsorientierung sind im Sinne des BTHG wichtige Punkte im BEI NRW (LVR, 2019, S. 1). Durch die unverzichtbare Beteiligung des Individuums, ergibt sich eine partizipative, individuelle und unter Berücksichtigung der Wünsche eine Bedarfsermittlung (LVR, 2019, S.1).

Zu allererst werden die Basisdaten erfasst, darunter fallen Personendaten, Bevollmächtigungen, fachärztliche Versorgung und eine gegebenenfalls bestehende Pflegebedürftigkeit (LVR, 2019, S.3). Hierunter fallen auch Angaben, wie vorhandene Schwerbehinderungen, aktuelle Unterstützungen oder schulische und bisherige berufliche Laufbahn (LVR, 2019, S.3). Aufgrund der Informationspflicht wird das Individuum über Formen von Leistungen und Datenschutz informiert (LVR, 2019, S.3). Hier werden auch Leistungen von anderen Leistungsträgern in einer Übersicht festgehalten (LVR, 2019, S.3). Im weiteren Verlauf kommt man zum Gespräch das anhand eines Gesprächsleitfadens geführt wird (LVR, 2019, S.3). Hier nimmt häufig das Individuum und deren Begleitung dran teil (LVR, 2019, S.3). Durch das Gespräch soll die Fachkraft Informationen über die aktuelle Situation erlangen, persönliche Ziele herauskristallisieren oder die erste Einschätzung über den Bedarf (LVR, 2019, S.3). Die Einschätzungen werden aus eigener Sicht, also die Sicht des Individuums und der fachlichen Sicht, also der Sicht der Fachkraft getätigt (LVR, 2019, S. 3). Professionsübergreifende Erkenntnisse prägen den Prozess der Hilfeplanung, was bedeutet, dass verschiedene Sichtweisen die Grundlage für Ziel- und Leistungsplanung ist (LVR, 2019, S.3). Diese Ziel- und Leistungsplanung ist personenzentriert, sowie an den Wünschen und Bedarfen orientiert (LVR, 2019, S.3).

In der Zielplanung werden drei Zielebenen erarbeitet und zwar die Persönlichen Ziele, die Leitziele und die Handlungsziele (LVR, 2019, S.3).

In der Kategorie „Persönliche Sicht" werden die Persönlichen Ziele des Individuums festgehalten, wo Wünsche wie Wohnsituation und Arbeit und vieles mehr drunter fällt (LVR, 2019, S.4). Die persönlichen Ziele können mit verschiedenen anderen Lebensbereichen verschmelzen oder über- und untergeordnet sein (LVR, 2019, S.4). Die Dauer der Ziele kann variieren, also sie können über einen sehr langen oder einen kurzen Zeitraum laufen (LVR, 2019, S.4). Fixiert sind die Ziele häufig auf Erhalt, Stabilisierung und Veränderung (LVR, 2019, S.4). Die Leitziele werden gemeinsam erarbeitet und dienen als Leitlinie für den weiteren Verlauf der Planung (LVR, 2019, S.4). Die Leitziele sind in der Regel mittel oder auch langfristig angelegt (LVR, 2019, S.4). Danach werden Handlungsziele erarbeitet (LVR, 2019, S.5), die im besten Fall nach dem wie oben erwähnten SMART erstellt worden sind.

In Hinblick auf die Perspektiven, die vorhin schon mal kurz genannt wurden, kann man sagen das die aktuellen Lebenssituationen immer aus mindestens zwei Perspektiven gesehen werden (LVR, 2019, S.5). Das Individuum hat immer die persönliche Sicht und die Fachkraft oder beauftragte Person eines Leistungsträgers hat die ergänzende Sicht (LVR, 2019, S.5). Durch die unterschiedlichen Sichten auf die aktuelle Situation können die Meinungen unterschiedlich sein oder auch übereinstimmen (LVR, 2019, S.5). Die persönliche Sicht wird Lebensbereich übergreifend dokumentiert, wohingegen die ergänzende Sicht nur zu den relevanten Lebensbereichen hinzugezählt wird (LVR, 2019, S.5).

Um nochmal auf die Ziele in das Blickfeld zu rücken, diese sollten positiv und anschaulich formuliert werden sowie eindeutig für jeden verstehbar sein (LVR, 2019, S. 15). Es sollten genug SMART- Kriterien vorhanden sein, um eine gute Zielüberprüfung zu ermöglichen (LVR, 2019, S.15). Bei jedem Ziel, was erstellt wird muss bei BEI-NRW die Ziel Art angegeben werden (LVR, 2019, S.15). So wird angegeben ob es ein Veränderungsziel oder ein Erhaltungsziel ist, zudem wird noch der Zeitpunkt der Zielerreichung und ein möglicher Bezug auf andere Leistungsträger angegeben (LVR, 2019, S.15).

5.4 Hilfeplanung und Schwerstbehinderung

Aufgrund zusätzlicher Sinnesbeeinträchtigungen, körperlicher oder organischer Beeinträchtigungen, Verhaltensauffälligkeiten oder psychischer Erkrankungen nehmen Unterstützungsmaßnahmen viel Zeit in Anspruch (Gesundheitsamt, 2009, S.23). Die Art der Gestaltung der verschiedenen Maßnahmen hat durch die hohe Abhängigkeit der Individuen eine große Auswirkung auf die Lebensqualität (Gesundheitsamt, 2009, S.23). Um eine gute Grundlage für diese Maßnahmen zu erschaffen, muss eine detaillierte Analyse der Lebensbedingungen durchgeführt werden (Gesundheitsamt, 2009, S.23). Hierfür müssen verschiedene Punkte berücksichtigt werden, darunter zählen zum Beispiel vorhandene Wahlmöglichkeiten von Angeboten, damit Individuen lernen Entscheidungen zu treffen (Gesundheitsamt, 2009, S.23).

Eine große Bedeutung hat auch die Interessenvertretung von Mitarbeitern gegenüber den Individuen, also ob das Individuum jemanden braucht, der auf die Einhaltung der Rechte und Interessen achtet (Gesundheitsamt, 2009, S.23). Es wird zu einer größeren Herausforderung, wenn Individuen ihre Wünsche, Interessen oder Pläne nicht kommunizieren können (Gesundheitsamt, 2009, S.23). Hier werden Methoden wie Beobachtung, non verbale Kommunikation und Interaktion, sowie Bezugspersonen und Aktenstudium notwendig

(Gesundheitsamt, 2009, S.23). Stellt sich nur die Frage, ob hilfreiche Methoden im Hilfeplankonzept erläutert werden (Gesundheitsamt, 2009, S.23). Abschließend kann man hierzu sagen, dass die Qualität der Hilfeleistung eine hohe Bedeutung zukommt, die Mitarbeiter nicht immer gerecht werden können (Gesundheitsamt, 2009, S.23). In Anbetracht meiner Erfahrungen, die ich in meiner Arbeitsstelle im Behindertenwohnheim sammeln konnte.

Fazit

Im Hinblick auf die oben genannten Punkte kann man sagen, dass schon viele gute Ansätze umgesetzt wurden, um Mitbestimmung in der Hilfeplanung zu ermöglichen, es aber auch noch viele Situationen gibt, wo eine Mitbestimmung nicht möglich ist. Ein guter Ansatz ist die Schaffung von regionalen Kooperationen, um den Hilfebedarf umfassend abzudecken (Gesundheitsamt, 2009, S.22). Zudem entwickelte sich die Hilfeplanung vom institutionellen zu einer personalen Orientierung (Gesundheitsamt, 2009, S.90).

In Bezug auf meine Erfahrungen im Behindertenwohnheim kann ich sagen, dass das Thema Regionalisierung keine wirkliche Bedeutung hat. Braucht ein Individuum Physiotherapie wird er an die allgemeine, die auch für andere zuständig ist angegliedert, ohne Rücksprache mit dem Individuum zu halten. Ebenso wird die Zielplanung häufig ohne Rücksprache mit dem Individuum gemacht. Demnach sind die Zielformulierungen nicht SMART und ebenso wenig durch Mitbestimmung geprägt. Das hat im Wohnheim zur Folge, dass es immer wieder zu Diskussionen zwischen Mitarbeiter und Bewohnern kommt und das Erreichen der Ziele nur sehr schlecht funktioniert. Für ein Beispiel habe ich einen Bewohner aus dem Wohnheim genommen, der häufig äußert das er die Mitbewohner weniger nerven möchte. In der Hilfeplanung wurde dies nie erwähnt. Als Zielvereinbarung wurde allerdings beschrieben „Herr R. soll lernen regelmäßig seine Dienste zu erledigen, ohne dran erinnert zu werden".
Die Bestimmung von Zielen und auch die Mitbestimmung von Individuen kann sehr stark variieren, je nachdem welche Fachkraft den Hilfeplan schreibt und ob die Fachkraft auch bewohnerorientiert arbeitet. Wie auch in dem Kapitel „Individuelle Hilfeplanung" wird die Gestaltung der Räume abgefragt, auch da gibt es große Unterschiede. Je nach Fachkraft können Individuen alles in ihrem Zimmer und Wohnbereich der Gruppe mitentscheiden oder haben kaum bis kein Mitspracherecht. Eine Gruppenbetreuerin hat einen neuen Esstisch sowie neue dazu passende Stühle gekauft. Zum Nachteil einiger Bewohner, denn ein Bewohner darf nicht auf den neuen Stühlen sitzen, da er zu schwer ist und die Rollstuhlfahrer haben mit der Breite der Stühle und dem durchfahren ihre Probleme. Bei den Bewohnern, die sich nicht

äußern können, durch ihre Schwerstbehinderung, wird vor allem viel Wert auf die Dekoration gelegt, dass es den Bewohnern gefällt. Dies wird anhand von Beobachtung und ausprobieren herausgefunden. Abschließend kann man sagen, das in der Theorie es sich besser anhört, als es in der Praxis stattfindet. Dies liegt auch an der Einstellung der Fachkräfte aber auch besonders an dem enormen Zeitdruck und dem mangelnden Personal.

Literaturverzeichnis

- Dederich, M. & Jantzen, W. (2009). *Behinderung und Anerkennung.* Kohlhammer Verlag. Stuttgart.

- Gesundheitsamt. (2009). *Leitfaden für die individuelle Hilfeplanung mit Menschen mit Behinderung in der ambulanten Betreuung.* Abgerufen am 11.12.2020 *von* https://www.braunschweig.de/leben/gesundheit/gesundheitsdienst/beratungsan gebot/Leitfaden_fuer_die_individuelle_Hilfeplanung.pdf

- Groß, P. (2017). *Personenorientierte Behindertenhilfe: Individuelle Hilfen zum Wohnen für erwachsene Mitbürger mit einer geistigen Behinderung* (1. Aufl.). Athena-Verlag. Oberhausen.

- Jennessen, S., Alber, L. & Fellbaum, K. (2020). „Ich glaube schon, dass es wichtig ist, den Betroffenen in irgendeiner Form eine Stimme zu geben „. *Teilhabe.* S. 138–140.

- Loeken, H. & Windisch, M. (2013). *Behinderung Und Soziale Arbeit: Beruflicher Wandel - Arbeitsfelder - Kompetenzen.* Kohlhammer. Stuttgart.

- LVR. (2019). *Bedarfe ermitteln. Teilhabe gestalten.* Abgerufen am 11.12.2020 von Leitfaden_BEI_NRW_online.pdf

- Röh, D. (2018). *Soziale Arbeit in der Behindertenhilfe* (2. Aufl.). Ernst Reinhardt Verlag. München

- Schwabe, M. (2019). *Methoden der Hilfeplanung.* (5. Aufl.). Beltz Juventa Verlag. Weinheim Basel

- Straßburger, G. & Rieger, J. (Hrsg.). (2019). *Partizipation kompakt* (2. Aufl.). Beltz Juventa Verlag. Weinheim Basel

- (o.D). *Partizipation.* Abgerufen am 3.11.2020 von https://www.teilhabeberatung.de/woerterbuch/partizipation

BEI GRIN MACHT SICH IHR WISSEN BEZAHLT

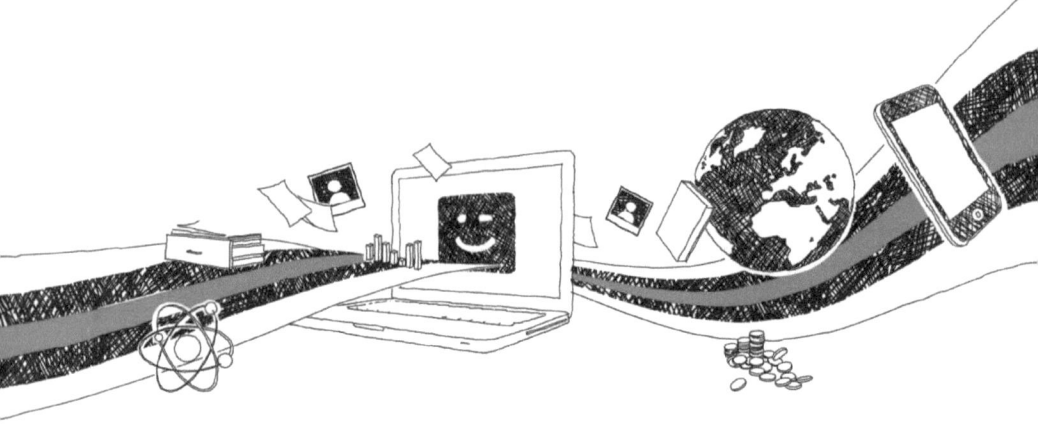

- Wir veröffentlichen Ihre Hausarbeit, Bachelor- und Masterarbeit

- Ihr eigenes eBook und Buch - weltweit in allen wichtigen Shops

- Verdienen Sie an jedem Verkauf

Jetzt bei www.GRIN.com hochladen und kostenlos publizieren

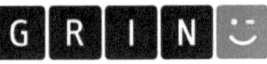